The Loving Heart Centre, www.lovingheartcentre.net

Natural Medicine:

Hindi Edition

प्राकृतकि चकित्सा

श्याम मेहता द्वारा

प्राकृतकि दवाई तुम्हारी मदद करेगा और कौन कौन से नहीं

पश्चमिी दवाओं और उपायों की धीमी और स्थरि दुर्बल प्रभाव.

उनके नाटकीय प्रभाव पश्चमिी परीक्षण द्वारा उठाया नहीं कर रहे हैं क्यों

श्याम मेहता, 1952 - 2039

प्राकृतकि चकित्सा

Natural Medicine: Hindi Edition

प्यार दलि केंद्र संग्रह की मात्रा 23

ISBN: 978-1-291-81298-5

आईएसबीएन:

ग्रंथ सूची

मैंने ज़्यादा जो लखिा है वह प्रत्यक्ष ईश्वर से प्राप्त हुआ है।

मैने नीचे दी गई ५१ कताबि लखिी है।

चुटकुलो की पुस्तक

A Book of Jokes,

ISBN: 978-1-4092-9071-1

अच्छे गैर यौन और गैर जातवािद चुटकुले।

पुरूष का वकिसति प्यार और खुशी का नर्दिेश पुस्तक

A Man's Guide to Developing Love and Happiness,

ISBN: 1-4121-5210-0

मैने दोनो पुरूष और स्त्री को दखिाया क‍ि तुमने जतिना सोचा था उससे अधकि आनंददायी और

शांतपूिरण जीवन तुम बति‍ा सकते हो।

ज्योतषि वद्यिा और सपनों का वश्लिेषण

Astrology and Dream Analysis,

ISBN: 978-1-4092-9024-7

तुम्हारी ज्योतिषि विघा की संख्या। सपनो से संदेश। अल्लाह की पद्धति।

मेरी आत्मकथा

Autobiography of me,

ISBN: 978-1-4092-8654-7

वास्तव मे मै कौन हूँ।

ईसाई धर्म

Christianity,

ISBN: 978-1-4092-9112-1

क्यों दुनिया की सारी बुराईयाँ यहाँ से सूरू हुए? क्यों ये सब अब इतिहास बन चुके है?

अर्थशास्त्र

Economics,

ISBN: 978-1-4092-9137-4

पूराने 'वज्ञिान' का मुलभूत व्यवहारीक दृष्टीकोन।

अंतमि वचिार

Final Thoughts,

ISBN: 978-1-4092-8953-1

यह व्यवहारीक दृष्टी से सारे ज्ञान को जोड़ देता है या पूरा करता है जसिका तुम्हे सवस्थ, खुश, प्यार भरी खुशयिों से भरे जीवन को वकिास करने के लएि जरूरत है।

भवषि्य की दुनयिा

Future World,

ISBN: 978-1-4092-9058-2

मुख्य गुणन-खंड पर कौनसा न्यायपूरण दृष्टीकोन है जो तुम्हे आनेवाले २० सालो पर टक्कर देते है?

ईश्वर

God,

ISBN: 978-1-4092-8918-0

भविष्यिवाणी। तुम्हे निश्चित करने की जरूरत है।

स्वास्थ्य

Health,

ISBN: 978-1-4092-9052-0

क्या करना है। क्या नही करना है।

किस तरह बच्चे को बड़ा करना है

How to Bring Up a Child,

ISBN: 978-1-4092-

इसके लिए क्या जरूरी है। उसे कैसे देना है। क्या करना चाहिए।

आपके बच्चे को अंग्रेजी कैसे पढानी है

How to Teach Your Child English,

ISBN: 978-1-4092-9135-0

एक बेहतर तरीका

आपके बच्चे को सामान्य ज्ञान कैसे पढाना है

How to Teach Your Child General Knowledge,

ISBN: 978-1-4092-9104-6

ज़्यादा करके वह वो सब सीखता है जसिकी उसे जरूरत नही यहाँ पर बताया है की उसे क्या जरूरी है।

आपके बच्चे को गणति कैसे पढाना है

How to Teach Your Child Maths,

ISBN: 978-1-4092-9103-9

गणतिज्ञ द्वारा सबसे छोटे बच्चो के लिए गणति साधा और पूरा होना चाहिए।

मानव का आत्म परीक्षण का सूची

Human Being Self Analysis Kit,

ISBN: 1-4121-5380-8

आपके यौन अवयव, आपका शरीर, आपका भावनात्मक केंद्र, आपका मन कैसे अच्छी तरह काम करता है।

भारतीय शादी

Indian Marriage,

ISBN: 1-4121-5321-2

दीर्घ काल चलने वाली खुश शादी या वैवहीक जीवन को आपने कैसे प्राप्त कीया?

भारतीय तत्वज्ञान और धर्म

Indian Philosophy and Religion,

ISBN: 1-4121-5211-9

भारतीय तत्वज्ञान को आपको सहायता करनी है। आपके जीवन में आपका उद्देश्य पाने के लिए।

प्राणियों से शिक्षा

Lessons from Animals, ISBN: 978-1-4092-8897-8

आपकी प्रतरिक्षति स्थति बूरी तरह खराब हो चूकी है। यही बात जंगली प्राणयिों के

अधकि कवताएँ और गीते

More Poems and Songs,

ISBN: 978-1-4092-

कवति एक पाठ है जो हम लयदार बनाते है। यहाँ और अधकि सुंदर कवताएँ और गीते है।

संगीत जो आपको ईश्वर के करीब लाता है

MUSIC TO BRING YOU CLOSER TO GOD,

ISBN: 978-1-4092-9277-7

आपका मनपसंद संगीत सुनिए। सभी संगीत शांत निही देता तो उसके लिए क्या करे।

नैसर्गलि औषध

Natural Medicine,

ISBN: 1-4121-4384-0

क्या आपको मदद करगा और क्या नही करेगा।

ऑक्सफ़र्ड यूनविरर्सटिी

Oxford University,

ISBN: 978-1-4092-9098-8

इस दुनयिा में सरि्फ स्वसि वशि्व वदि्यालय ही बूरा है। यह जानते हुए भी आपको यह महत्त्वपूर्ण क्यों लगती है।

लोग जनिके पास कपड़े नही है

People with no Clothes,

ISBN: 1-4121-5365-4

क्यों बंगलोर, भारत, ५०,००० साल पूर्व ऐसी जगह थी। उन्हे कतिने बच्चे है?

जनिके पास कपडे नही है या गरीब लोग आज कहाँ है?

आपके भावात्मक शक्त कि कार्यक्षेत्र को परपि्रण करना

Perfecting Your Emotional Energy Sphere,

ISBN: 1-4121-5164-3

आपको मूल कारण को संभालने की जरूरत है, एक अकेली भावात्मक बमिारी आपको बूरी तरह असर करती है।

आपके प्रेम शक्ति के कार्यक्षेत्र को परिपूर्ण करना

Perfecting Your Love Energy Sphere,

ISBN: 1-4121-5169-4

आपको प्यार की खोज करना जरूरी है। इस उम्र में वह आपको अपने आप नही मिलेगा। इसके लिए समय और प्रयत्न चाहिए।

आपके मानसिक शक्ति के कार्यक्षेत्र को परिपूर्ण करना

Perfecting Your Mental Energy Sphere,

ISBN: 1-4121-5165-1

एक संपूर्ण मन वही जानकारी लेता है जिसकी उसे जरूरत है उसका शांति के साथ परीक्षण करता है और फिर निश्चय लेता है।

आपके शारीरी का शक्ति के कार्यक्षेत्र को परिपूर्ण करना

Perfecting Your Physical Energy Sphere,

ISBN: 1-4121-5167-8

क्या आपका शरीर मजबूत और स्वस्थ है? आपका शरीर जैसा भी है क्या आप उससे खुश है?

आपके यौन शक्ति के कार्यक्षेत्र को परिपूर्ण करना

Perfecting Your Sexual Energy Sphere,

ISBN: 1-4121-5163-5

आपको जरूरत है वैवाहिक साथीदार के साथ सक्रिय यौन जीवन की। इसे प्राप्त करने के लिए क्या कदम उठाने की जरूरत है।

कविताएँ और गीते

Poems and Songs,

ISBN: 978-1-4092-8831-2

तुकांत कविता जो पाठ होती है। यहाँ कुछ सुंदर कविताएँ और गीते है।

भौतिक शास्त्र

Physics,

ISBN:

क्या करना है। नए जमाने के भौतकि शास्त्र कि मूर्खता। भौतकि शास्त्र के सही नियिम।

वज्ञिान

Science,

ISBN: 1-4121-5235-6

दुनयिा की सहायता करने के लएि नए वज्ञिान

श्रीमद भगवद गीता और भाष्य

Shrîmad Bhagavad Gîtå and Commentary,

ISBN: 978-1-4092-8758-2

यही आपके लएि एकमात्र है बाकी सारे भाषांतर और भाष्यों को भूल जाईये।

अध्यात्मकि और धार्मकि यात्रा

Spiritual and Religious Journey,

ISBN: 1-4121-5206-2

आपके साडी शक्तियों के कार्यक्षेत्रो को तृप्त होना जरूरी है। आपको आपकी यौन शक्ति से आरंभ करने कि जरूरी है।

बच्चों के लिए कहानियाँ

Stories for Children,

ISBN: 978-1-4092-8990-6

बच्चों को टी वी, संगणक और बाकी आधुनिक चीजों को भूलाने के लिए अच्छी कहानियाँ।

प्रभु पतंजलि के १०८ विभाग

The 108 Heads of Lord Patanjali,

ISBN: 1-4121-5160-0

बुद्धिमान लोगो के लिए योग सूत्र एक जाल है यह दिखाने के लिए मैन सीधे गणिती तर्क का उपयोग किया है।

भारत के आठ पवित्र ग्रंथ

The Eight Sacred Texts of India,

ISBN: 1-4121-5162-7

मैंने बताया है की भारतीय परशयिन राजयकर्ताओं पर प्रभाव और असर डालने के लिए यह ग्रंथ संतर्कता से बनाए गए है।

दुनयिा का इतहिास

The History of the World,

ISBN: 1-4121-5166-X

वशि्व के पूरे इतहिास के लिए उसके आरंभ से सरि्फ एक कारण है।

मन का मनोवजि्ञान

The Psychology of the Mind,

ISBN: 978-1-4092-9042-1

श्री वेस्टर्न मनोवजि्ञान मेरे मन को आईनस्टेन और स्टॅलनि कि तरह बनाने में क्या महत्त्वपूर्ण है? उन्हे कोई कल्पना नही है। इस कतिाब में मैंने कैसे आप खुद कों समझ सकते है इस आधार पर मूलभूत वचिारो को प्रस्तुत कएि है।

पाश्चमित्य तत्वज्ञान

Western Philosophy,

ISBN: 1-4121-5207-0

ये कसि बारे में है मैं इसका सारांश देता हूँ।

ईसाई स्त्री के बारे में पुरूष को क्या मालूम होना चाहिए

What Men Should Know about Christian Women,

ISBN: 1-4121-5450-2

दो तरह की स्त्रयिा है। दोनो को प्यार की जरूरत है। यह कताब बताती है क कैसे इनमे से एक को प्यार करना है।

स्वाईन फ्लयू और दुसरे मुद्दो के बारे मे क्या करना है।

What to do about Swine Flu and Other Matters,

ISBN: 978-1-4092-9077-3

मेरे पास वषिहर औषध है।

खुली तरह से स्त्रयिों की जानकरी

Women laid bare,

ISBN: 978-1-4092-8960-9

उनका उद्देश्य। उनकी कार्यक्षमता। उनके उपाय

आपके भावात्मक समस्याओ को ठीक करने के लिए कला का कार्य

WORKS OF ART TO CURE YOUR EMOTIONAL DIFFICULTIES,

ISBN: 978-1-4092-9264-7

सब लोगों पर दबाव है। भावनाओं मे तकरार है। इन सब की वजह से गुस्सा आता है।

योगा

Yoga,

ISBN: 1-4121-5161-9

योगा के प्रयोग, साँस लेने की तकनकि और ध्यान करने से वहाँ कई सारे वपिरीत परणिाम है।

योगा तत्वज्ञान और अभ्यास

Yoga Philosophy and Practice,

17

ISBN: 978-1-78222-174-6

इसमे वास्तविक मार्ग मे, भक्ति, हाथ, जन, कर्म और कुंडालिनी योगा में चर्चा करता है, आत्मा और ईश्वर की प्रकृति, और आपको आपके जीवन मे मार्ग चुनना इनपर चर्चा करता है।

योगा : आयंगार मार्ग भाग ॥

Yoga: The Iyengar Way, Part II,

ISBN: 978-1-4092-9089-6

किसके लिए और कब उनके लिए करने की मुद्राएँ क्या है।

आप खुद और मन

Your Self and Mind,

ISBN: 1-4121-5208-9

आज, मन, खुद, गलत दिशा में जा रहे है। मै समझाता हूँ कि आपको क्या करना चाहिए आपकी खुद की सहायता के लिए।

कई पुस्तकें मेरी वेबसाईट, www.lovingheartcentre.net से डाउनलोड की जा सकती है। 'योगा तत्वज्ञान और अभ्यास' की किताब सब पुस्तक विक्रेताओं से मिल सकती है।

किताब अंग्रेजी मे है लेकिन कुछ अरबी, बंगाली, चिनी, मंदारिन, फ्रेंच, जर्मन, इटालियन, पोर्तुगीज, रूसी और स्पेनिश में भी उपलब्ध है।

मेरे कई चित्र मेरी वेब साईट के पृष्ठ पर देखे जा सकते है।

लेखक के बारे में

श्याम मेहता कैम्ब्रिज यूनविर्सिटी के एक गणति के स्नातक हैं और एक मुंशी (बीमा वत्तिीय गणतिज्ञ) है. श्याम वभिन्नि प्रतष्ठिति वत्तिीय क्षेत्र की कंपनयिों में काम कयिा है और अच्छी तरह से उसकी कई पत्र और भाषणों का एक परणिाम के रूप में दुनयिा भर में जाना जाता है. अब वह सेवानवृित्त हो गया है. उन्होंने कहा कि एक चेक मां और भारतीय पति है लेकनि लाया गया था और एक ईसाई परवरशि के साथ इंग्लैंड में लगभग सभी अपने जीवन, रहता है.

1957 से श्याम बीकेएस आयंगर के तहत योग का अध्ययन कयिा. 1978 में, वह अपने उन्नत शक्षिण प्रमाण पत्र प्राप्त कयिा. वह अपने गुरु के रूप में बीकेएस आयंगर की पूजा की.

श्याम अपने कॉलेज के वर्षों के दौरान भारतीय दर्शन और धर्म के लिए एक मजबूत पसंद वकिसति की है. उन्होंने कहा कि प्राचीन ग्रंथों को पढ़ने , और (भगवान का स्मरण प्यार) भक्ति के दर्शन के बारे में सीखने के लिए, एक हद्दि बन गया. उन्होंने कहा कि अंतरराष्ट्रीय सर्वश्रेष्ठ वक्रिेता , ' : आयंगर तरीका योग ' के बारे में उनकी मां और बहन के साथ सह लेखक , है .

1973 से श्याम ईमानदारी से हठ और कर्म योग के अभ्यास के पीछे प्रेम का संदेश संवाद स्थापति करने की अपनी मां के नक्शेकदम पर चल , आयंगर (कुंडलनिी) योग कक्षाएं अध्यापन कयिा गया है . श्याम हमेशा उसकी प्रगत‍ि से असंतुष्ट था और मानवता और अधकि मदद करना चाहता था . सबसे बड़ा परवि‍र्तन गणेश (हदि्‍ देवता) को उसकी प्रार्थना के बाद, 2002 में हुआ . उन्होंने अपने हन्दि्‍ पवत्रि धागा छोड़ दयिा और एक खुशहाल कोशशि और दुनयिा बनाने के लिए भगवान के लिए प्रतबिद्ध . शीघ्र ही बाद में वह अम्मा से मुलाकात की और उसके पास से रहस्यवादी प्रशक्षिण प्राप्त कयिा. 2002 में उन्होंने ईश्वर Pranidhana (भगवान को आत्मसमर्पण) का प्रदर्शन कयिा , और अब वशिेष रूप से भगवान की इच्छा इस प्रकार है .

परचिय

जा रहा है और स्वस्थ बनने के लिए आठ घटक हैं:

- (यह भी आयंगर के रूप में जाना जाता है) कर कुंडलनिी योग
- प्रकृति के साथ संपर्क में कयिा जा रहा है
- व्यायाम
- यौन गतविधि
- खुश शादी .
- एक सक्रयि जीवन जी
- आहार
- एक की ड्यूटी कर रहा

सभी स्वास्थ्य मुद्दों कुंडलनिी (अयंगर) योग कर करके हल कयिा जा सकता है . क्या करने के लिए एक शुरुआती (योग अभ्यास के पहले वर्ष) दनिचर्या के लिए , ' छह सप्ताह शुरुआती कुंडलनिी (अयंगर) योग कार्यक्रम ' पर क्लकि करें . एक सामान्य दनिचर्या के लिए , एक शुरुआत के रूप में दूसरे वर्ष के लिए , क्लकि करें: ' बारह सप्ताह जनरल कुंडलनिी (अयंगर) योग कार्यक्रम' . आप दो साल के लिए अभ्यास कर रहे हैं के बाद आप 'सामान्य स्वास्थ्य रखरखाव योग कार्यक्रम ' नामक कार्यक्रम को बदल सकते हैं.

सभी स्वास्थ्य मुद्दों का स्रोत है एक पछिले जीवन में या इस जीवन में या तो मन के साथ समस्याओं का है , मेरे लेख ' मन ' देखते हैं.

इन प्रोग्रामों को अपने सामान्य शारीरकि स्वास्थ्य , यौन मुद्दों , भावनात्मक दुख , अपने प्यार को जीवन में संतोष की कमी , मानसकि कठनिाइयों या आध्यात्मकि संतोष की कमी के साथ मदद मलिेगी . वशिष्टि शारीरकि स्वास्थ्य कठनिाइयों के लिए , तुम मीरा मेहता द्वारा ' योग के माध्यम से स्वास्थ्य' पुस्तक का उल्लेख कर सकते हैं . वशिष्टि यौन मुद्दों , भावनात्मक दुख , अपने प्यार को जीवन में संतोष की कमी , मानसकि कठनिाइयों या

आध्यात्मकि संतोष की कमी के लिए आप यहां क्लकि कर सकते हैं: ' शारीरकि, यौन , भावनात्मक और अन्य समस्याओं ' .

लगभग हर व्यक्ता के लिए, यह दुनयिा में सबसे दौरा कयिा जा रहा है क आिज तंत्रकिा तंत्र है . मानसकि तनाव (स्कूल में अपनी नौकरी को बनाए रखने और अपने साथी ... रखने के लिए शादी में , पैसा कमाने के लिए काम पर , होमवर्क करने के लिए प्रदर्शन करने के लिए) (अंतरकि्ष भारत में Akasha बुलाया तत्व में और प्रदूषण : हमले में दो गुना है , ईथर) . अंतरकि्ष के इस प्रदूषण अंतरकि्ष के पूरे permeating टीवी , रेडयिो और संचार संकेतों की वजह से अंतरकि्ष में ऊर्जा के संतुलन को अशांत सि आता है. यह हड्डी से मांस की एक टुकड़ी जसिका परणिाम है क हिर तंत्रकिा कोशकिाओं (वेब साइट लेख " प्रदूषण तुम्हारे लिए अच्छा हो सकता है" देखें) क्षतग्रिस्त हो रहे हैं जैसे ग्रह पर मानव और पशु , . परणिाम अगले दस या बीस साल में लगभग हर कोई Fybromyalgia और myofascial दर्द जैसी बीमारयिों से बुरी तरह पीड़ति हो जाएगा. इस के अलावा, पछिले 1500 साल में या तो ईसाई, और पालन कयिा है क भौतकिवाद के हमले से पारंपरकि सामाजकि ढांचे को वनिाश प्रदूषण धरती माता की पकड़ लेता है , के रूप में कई प्राकृतकि आपदाओं होगा क इिसका मतलब है , अच्छा भोजन , पानी, आवास , चकित्सा उपचार , आद दिुर्लभ हो जाएगा और अपराध सामान्य हो जाएगा .

रोग दो प्रकार , वायरल और nonviral की हैं . दोनों लाइलाज हैं: आपके शरीर की प्रतरिक्षा है और अन्य प्रणालयिों इसे दूर या तुम मर जाओगे जब तक आप इस रोग के प्रभाव के तहत कयिा जाएगा . रोग एंटीबायोटकि दवाओं से दबा दयिा , और मारे कुछ मामलों में , लेकनि यह आपके शारीरकि और मानसकि ऊर्जा प्रणालयिों को भारी नुकसान की ओर जाता है कयिा जा सकता है . एंटीबायोटकि्स भवषि्य में उपयोग नहीं कयिा जाएगा .

वायरल रोगों पर्यावरण रहे हैं . तुम पीना या सांस ले , क्योंक आिप खाने के कुछ का एक वायरस को पकड़ने. वे स्पर्श से स्थानांतरति नहीं कर रहे हैं . अनैतकि व्यवहार से nonviral रोगों का परणिाम है. ये बहुत आगे है , उदाहरण के लिए , हृदय रोग , एड्स , कैंसर और कर रहे हैं .

दुनयिा मार रहा है क मिौजूदा आपदा " एवयिन इन्फ्लुएंजा " है . 14 मुख्य संक्रामक रोगों हैं . इन सब के सब uncurable हैं: एक उनके संचालन को रोकने के लिए कुछ नहीं कर सकता , एक बार पकड़ा है .

इधर, जोनाथन कैम्पबेल , पुरानी बीमारी और स्वास्थ्य रखरखाव के लिए प्राकृतिक चिकित्सा के स्वास्थ्य सलाहकार , क्या कहते हैं एक विशेषज्ञ है :

"विभिन्न अमेरिका और संयुक्त राष्ट्र एजेंसियों और विदेश संबंध परिषद एवियन इन्फ्लूएंजा, यह इस गिरावट या सर्दी से टूट जाता है , तो 1918 के दुनिया भर में स्पेनिश फ्लू महामारी के रूप में के रूप में गंभीर हो सकता है कि शब्द के प्रसार कर रहे हैं , और वे करोड़ों भविष्यवाणी कर रहे हैं दुनिया भर में होने वाली मौतों की .

वर्तमान में चीन में पृथक इस इन्फ्लूएंजा , एक रक्तस्रावी बीमारी है . यह तेजी से शरीर में एस्कॉर्बेट (विटामिन सी) भंडार घट धमनियों से रक्त की आपूर्ति की स्कर्वी और पतन उत्प्रेरण , फेफड़े और साइनस cavities के आंतरिक ख़ून का बहाव के कारण से अपने शिकार के आधे से मारता है.

ज़्यादातर लोग आज (आमतौर पर 60 दिन प्रति मिलीग्राम) सामान्य रहने की स्थिति के तहत पाजी को रोकने के लिए , और बीमारी के इस तरह के लिए तैयार नहीं हैं उनके शरीर में मुश्किल से पर्याप्त विटामिन सी है . (विटामिन सी की कमी दुनिया भर में कई शिशु और बचपन में होने वाली मौतों की जड़ है , और यह अचानक शिशु मृत्यु सिंड्रोम - SIDS का मूल कारण है .)

अपने आप को तैयार करने और इस फ्लू से अपने परिवार को बचाने के लिए जिस तरह से एक टीका या विरोधी वायरल दवा नहीं है . टीके और / या विरोधी वायरल दवाओं आप की पेशकश कर रहे हैं, तो उन्हें मना कर दीजिये. ये वास्तव में आपके प्रतिरक्षा को कम करने, टीके एल्यूमीनियम और पारा के रूप में कई जहरीले घटक होते हैं , और विरोधी वायरल दवाओं महत्वपूर्ण शरीर की प्रक्रियाओं के साथ हस्तक्षेप . टीकाकरण के ऐतिहासिक सबूत है कि वे वास्तव में गंभीर रूप से बीमार होने की संभावना बढ़ दिखाया है. "

स्वास्थ्य और एक शत्रुतापूर्ण वातावरण (मेरे वेब साइट लेख " : आवश्यक व्यायाम धीरे चलना" देखें) : के साथ मुकाबला करने की दिशा में दो रास्ते हैं प्यार निर्भरता और हिंसा से आज़ादी . दुनिया में खुशी पैदा करने की दृष्टि से भगवान की सेवा : पहले योग और कर्म योग के मार्ग का प्रतिनिधित्व करती है . दूसरा उदाहरण के लिए मार्शल आर्ट (ताई ची से कम हिंसक

जा रहा है) के माध्यम से कोशशि करते हैं और स्वतंत्र बन गया है. मेरी वेब साइट को पहचानने , नहीं हसिा के प्यार का ही मार्ग समझता है क हिसिा और आजादी की दूसरी राह नहीं होगा आप के लिए दनि के काम के अंत में .

नर्भिरता आदमी भगवान पर नर्भिर होता जा रहा है, और महलिा को उसके पत या अभभािवक पर नर्भिर होता जा रहा शामलि है. प्रेम भी अपने जीवन के हर पहलू में शामलि है , लेकनि भगवान या अपने पत की इच्छा के अनुरूप एक तरह से दुनयिा में खुशी पैदा करने के लिए एक प्रतबिद्धता के साथ शुरू .

महत्वपूरण बात , अपने मन स्वस्थ होने की जरूरत है . इसके लिए आप अपने वेब साइट लेख "जानकारी अधभिार और जानने के लिए क्या " आजकल प्रत्येक व्यक्त (वयस्क और बच्चे) की मन जबरदस्त दबाव में है और आप का कार्य है क हिर गतविधि मिें ढील दी है क जिरूरतों को समझने के लिए पढ़ने की जरूरत है .

प्राकृतकि जीवन
ठीक है और आपके शरीर और मन के लिए क्या सही है यह नर्धारति करने के लिए स्वयं की क्षमता
अपनी आत्मा तुम्हें प्यार करता है और आप दनि के हर पल गाइड , क्योंक भारी . प्राकृतकि रहने , योग अभ्यास , तुम अपनी आत्मा तुम क्या करने की जरूरत क्या कह रही है को attune करने के लिए मदद करते हैं.

व्यायाम
आप को आकर्षति और संतुष्ट करने में सक्षम होने के लिए , पहले शादी करने के लिए व्यायाम की जरूरत
अपने भवषि्य के पत या पत्नी . व्यायाम संतुलति कयिा जाना चाहिए: लचीलापन , क्षमता और ताकत के मामले में एक सब दौर की क्षमता का वकिास. यद आप एक धावक या एक वजन चोर या एक पहलवान की एक तरफा क्षमताओं का वकिास , लेकनि प्रत्येक का एक सा नहीं होना चाहिए . सबसे अच्छा तरीका है क आप अपने चेहरे की ढील नहीं रख सकते हैं के रूप में ऐसे समय जब तक एक व्यायाम या आसन के कुछ ही मनिटों क्या करना है .

प्रति दिनि लगभग 30 मनिट खर्च करते हैं. भी " सबसे अच्छा व्यायाम " और " : आवश्यक व्यायाम धीरे चलना" कहा जाता अपनी वेब साइट लेख देखें . धीरे चलने (शादी से पहले या बाद में) स्वस्थ होना चाहती है , जो हर कसिी के लिए बहुत जरूरी है, इष्टतम प्रति दिनि के बारे में एक घंटे की है .

यौन गतिविधि

यौन ऊर्जा क्षेत्र के सभी स्वास्थ्य और खुशी के लिए आधार है . इस दुनिया में रोग और दुख की ज़्यादा सेक्स की एक वकि्रत समझ से आता है. एक रचनात्मक ऊर्जा (' कुंडलनिी ') एक रीढ़ की जड़ पर टकिी हुई है और , एक की धार्मकि यात्रा के दौरान वृद्धि मानक योग पाठ ' हठयोग प्रदीपकिा ' देखने की जरूरत है . यौन गतिविधि निर्माण के बाकी हिस्सों में विपरीत मनुष्य में स्वाभावकि है . गैर हानिकारक यौन गतिविधि से पहले शादी करने के लिए आवश्यक है , और , धार्मकि प्रगति के लिए , सेक्स ही है, साथ ही यौन गतिविधि, विवाह के बाद आवश्यक है .

शादी

खुश शादी और बाद में बच्चों को लाने स्वाभावकि रूप से आप देता है
आप की जरूरत है व्यायाम. अपने बच्चों को लाया गया है , और आप बाद में भी हो जाते हैं, तो आप व्यायाम करने के लिए वापस चाहिए.

सक्रयि जीवन

इस तनाव के बिना , आदि, , घूमना उठ रही है , सीढ़ियाँ चढ़ने का मतलब है. यह आप भी लंबी नींद , और न ही बैठने के लिए और न ही बहुत लंबे समय के लिए खड़े नहीं होना चाहिए कि इसका मतलब है . आपका मस्तिष्कि ध्यान योग अभ्यास के सातवें चरण में है और ध्यान भगवान पर है जब तक आप को गंभीर नुकसान का कारण बनता है ध्यान , आदि नहीं कर रही है , बहुत देर के लिए टीवी नहीं देख , सक्रयि रखा जाना चाहिए .

आहार

प्रकृति और एक सुखी ववािहति जीवन के साथ संपर्क के माध्यम से , एक खुशी और इसलिए सही मानसकि स्वास्थ्य को वकिसति करता है , जब आप अपनी आत्मा आपको बताता है कि क्या खाना चाहिए , और तुम खाना चाहिए शाकाहारी भोजन क्या पर कोई प्रतबिंध नहीं कर रहे हैं

. भोजन का सेवन की मात्रा और समय सर्फि जंगली में के रूप में , बहुत चर होना चाहिए . यह अलग तनाव और दबाव को accomodates के रूप में इस तरह, शरीर के पाचन तंत्र को मजबूत. हालांकि, हर जगह प्रदूषण से मनुष्य की प्रतरिक्षा प्रणाली को नष्ट कर दयिा जा रहा है. अपने बेहतरीन रणनीति पकाया भोजन खाना बंद , और नट और फल होने के लिए स्वच्छि करने के लिए है .

ड्यूटी

कसिी की ड्यूटी नहीं कर रही है एक आत्मा (ववििेक) करने के लिए कह रहा है और आप स्वयं , क्या कर रही है क्या के बीच असंतुलन को अनविार्य रूप से होता . यह सबसे स्वास्थ्य समस्याओं का स्रोत है . कसिी की ड्यूटी नहीं करने का परणिाम एक की नींद (भगवान) के द्वारा परेशान कयिा जाता है , और यह बदले में इन स्वास्थ्य समस्याओं की ओर जाता है .

उपचार के लिए प्राकृतकि दृष्टकिोण पर कुछ टप्पिणी भी उपयुक्त हैं . सभी समाजों में , यह मुख्य धारा है और कृत्रमि खराब परीक्षण तकनीक पर प्राथमकिता लेना चाहिए कि प्राकृतकि चकित्सिा है क्योंकि इन वैकल्पकि तरीकों नहीं कर रहे हैं ध्यान दें.

दर्द और बीमारी से नपिटने के लिए प्राकृतकि दृष्टकिोण के लिए की जरूरत पश्चमिी चकित्सिा पद्धतयिों हानकिारक हैं और साइड इफेक्ट है कि है (दवा कंपनयिों द्वारा खुलासा तुलना में बहुत अधकि दुष्प्रभाव , वे कोई कानूनी रूप से जरूरी अलावा अन्य नुकसान के लिए परीक्षण करने के लिए प्रोत्साहन दयिा है के बाद से) . एक और उदाहरण के रूप में , एक मनोचकित्सिक अपने नजिी जीवन में घुसपैठ (ऐसा करने के लिए उसे या के लिए एक वत्तिीय प्रोत्साहन कभी कभी वहाँ है) आम तौर पर जरूरी प्रतनिधित्वि करने या अपने सर्वोत्तम हति नहीं जानने के एक अजनबी हो जाएगा, लेकनि अपने समय के कई घंटे का उपयोग करेगा .

योग अभ्यास का पहला सद्धिांत गैर चोट है . भारतीय चकित्सिा प्रणाली में मानक , आयुर्वेद , नर्धिारति के रूप में अपनी दवाओं जो भी कोई हानकिारक साइड इफेक्ट होते हैं चाहिए.

The following is a list of relevant articles that you can link to on my web site:

- आहार
- जनरल स्वास्थ्य रखरखाव योग कार्यक्रम
- स्वास्थ्य
- योग आप को हानि पहुँचाता है कैसे
- भारतीय नृत्य चिकित्सा
- सूचना अधिभार और जानने के लिए क्या
- खनिज और विटामिन
- शारीरिक, यौन, भावनात्मक, और अन्य समस्याओं
- प्रदूषण तुम्हारे लिए अच्छा हो सकता है
- छह सप्ताह के शुरुआती कुंडलिनी (अयंगर) योग कार्यक्रम
- धीरे चलना: आवश्यक व्यायाम
- सर्वश्रेष्ठ व्यायाम
- मन
- बारह सप्ताह जनरल कुंडलिनी (अयंगर) योग कार्यक्रम

आप अपने जीवन को लम्बा खींच करने के लिए पश्चिमी उपचार का उपयोग नहीं करना चाहिए . अपने समय के ऊपर है, वहाँ एक वर्ष अब कहने के लिए जीने की कोशिश कर में कोई मतलब नहीं है , और आप विशेष रूप से स्वाभाविक रूप से मरने की जरूरत है . भगवान अपने संचित योग्यता या अवगुण के लिए और दया के साथ अनुसार आप मौत की मौत और एक इष्टतम स्थिति की एक इष्टतम समय देता है . के समय में दवा को कम करने और सिर्फ मौत पूर्ववर्ती लिए यदि संभव हो तो यह एक धार्मिक / आध्यात्मिक व्यवसायी के लिए सबसे महत्वपूर्ण है . भारतीय विज्ञान के अनुसार, आप क्या खा रहे हैं और आपके मन आप खाने से भस्म हो कि सूक्ष्म जीवन शक्ति से बाहर कर दिया है .

पश्चिमी चिकित्सा ले मन के साथ ही शरीर pollutes . यदि संभव हो तो मृत्यु के समय अपने मन भगवान में लीन एक संयुक्त राष्ट्र के नशा राज्य में होने की जरूरत है . इसमें स्पष्ट रूप से दर्द

भगवान पर अपना ध्यान केंद्रति से रोक रहा है जब मौकों हो जाएगा और यह आप तो आधुनकि दर्द हत्यारों का उपयोग करने के लिए तय है कि हो सकता है.

यह आपके शरीर के लिए और भगवान के अंतर्गत आता है कि कहा जाना चाहिए . आप विश्वसनीय होने का विश्वास है जसि से सलाह की बात सुननी चाहिए , लेकनि यह ध्यान रखने की , और यह इलाज के लिए जम्मिदारी नहीं, इस वेब साइट के साथ , और न ही अपने डॉक्टर के साथ , मेरे साथ , तुम्हारे साथ नहीं है.

भगवान के साथ संपर्क स्वास्थ्य के लिए फायदेमंद है .

श्याम मेहता

प्यार दलि केंद्र

www.lovingheartcentre.net

29 अक्टूबर 2007

अध्याय 1: शहद और दालचीनी

ड्रग्स और सर्जरी स्पष्ट रूप से हमारे चकित्सिा समस्याओं का समाधान नहीं कर रहे हैं, हर साल अधकि , कम लोगों pharmaceutically और शल्य चकित्सिा द्वारा इलाज रोगों से धीरे धीरे (और खर्च) मर नहीं .

प्राकृतकि इलाज वेबसाइट वे तुम्हारे बारे में पता नहीं करना चाहती

http://www.advancedscientifichealth.com/pweb_landing.asp?SID=554893

वीकली वर्ल्ड न्यूज , 17 जनवरी 1995 दनिांकति अपने मुद्दे पर कनाडा में एक पत्रकि , पश्चमिी वैज्ञानकिों ने शोध के रूप में शहद और दालचीनी से ठीक हो सकता है कि रोगों के नम्निलखिति सूची दी है .

हृदय रोग : , शहद और दालचीनी पाउडर का पेस्ट बनाएं रोटी , रोटी , या अन्य रोटी पर लागू होते हैं, बजाय जेली और जाम की और नाश्ते के लिए नयिमति रूप से इसे खा लो. यह धमनयिों में कोलेस्ट्रॉल कम कर देता है और दलि का दौरा पड़ने से रोगी की बचत होती है . वे दैनकि इस प्रक्रयिा करते हैं इसके अलावा पहले से ही एक का दौरा पड़ा , जो लोग हैं, वे दूर अगले हमले से मील रखा जाता है.

उपरोक्त प्रक्रयिा का नयिमति उपयोग सांस के नुकसान से राहत मलिती है और दलि की धड़कन को मजबूत. अमेरकिा और कनाडा में, वभिन्नि नर्सगि होम सफलतापूर्वक रोगयिों का इलाज कयिा है और उम्र के रूप में धमनयिों और शरिाओं उनके लचीलापन कम है और रुकावट पैदा हो पाया है कि, शहद और दालचीनी धमनयिों और शरिाओं revitalizes .

कीड़े के काटने : गुनगुने पानी से दो भागों में एक भाग शहद ले लो और दालचीनी पाउडर की एक छोटी चम्मच जोड़ने के लिए, एक पेस्ट बनाने के लिए और धीरे - धीरे शरीर की खुजली भाग पर मालशि. यह दर्द एक या दो मनिट के भीतर शराबा कि दिखा जाता है.

गठयिा: गठयिा के रोगयिों को शहद के दो चम्मच और दालचीनी पाउडर का एक छोटा चम्मच के साथ , दैनकि गर्म पानी के एक कप सुबह और रात लग सकता है. नयिमति रूप से लयिा , तो भी जीर्ण गठयिा ठीक हो सकता है .

कोपेनहेगन वश्विवद्यालय में कएि गए एक शोध में यह डॉक्टरों के एक चम्मच शहद और नाश्ते से पहले आधा चम्मच दालचीनी पाउडर का एक मश्रिण के साथ अपने रोगयिों का उपचार करते हैं, तो वे एक सप्ताह के भीतर 200 लोगों के बाहर तो व्यावहारकि रूप से 73 इलाज पाया कपिाया गया कि रोगयिों को पूरी तरह से दर्द से राहत मलिी और एक महीने के भीतर , ज़्यादातर चलना या क्योंकि गठयिा के चारों ओर नहीं ले जा सके सभी रोगयिों को जो दर्द के बनिा घूमना शुरू कर दयिा गया .
बालों के झड़ने: बालों के झड़ने या गंजापन से पीड़ति लोगों , गर्म जैतून का तेल का पेस्ट , शहद का एक बड़ा चमचा , स्नान से पहले दालचीनी पाउडर का एक चम्मच लागू करते हैं और लगभग लएि इसे रख सकते हैं. 15 मनिट . और फरि बाल धो लो. यह 5 मनिट के लएि पर रखा , भले ही प्रभावी हो पाया था .

मूत्राशय में संक्रमण : गुनगुने पानी का एक गलिास में दालचीनी पाउडर और शहद की एक चम्मच के दो बड़े चम्मच ले लो और इसे पीते हैं. यह मूत्राशय में रोगाणु नष्ट कर देता है .

दांत दर्द : दालचीनी पाउडर और शहद की पांच चम्मच से एक चम्मच की एक पेस्ट करें और दर्द दाँत पर लागू होते हैं. दांत दर्द बंद हो जाता है जब तक यह 3 बार एक दनि में लागू कयिा जा सकता है .

कोलेस्ट्रॉल: शहद के दो बड़े चम्मच और एक कोलेस्ट्रॉल रोगी को दयिा चाय पानी की 16 औंस में मश्रिति दालचीनी पाउडर का तीन चम्मच , 2 घंटे के भीतर 10% से रक्त में कोलेस्ट्रॉल का स्तर कम पाया गया था . गठयिा के रोगयिों के लएि उल्लेख कयिा है 3 बार एक दनि में ले लयिा है, तो कसिी पुरानी कोलेस्ट्रॉल ठीक हो जाता है . कहा जर्नल में प्राप्त सूचना के अनुसार , भोजन के साथ लयिा शुद्ध शहद दैनकि कोलेस्ट्रॉल की शकियतों से राहत मलिती है .

जुकाम : आम या गंभीर जुकाम से पीड़ति लोगों को 3 दनिों के लिए दैनकि 1/4 चम्मच दालचीनी पाउडर के साथ एक चम्मच गुनगुने शहद लेना चाहिए . इस प्रक्रयिा को ठंडे सबसे पुरानी खांसी , इलाज और sinuses साफ हो जाएगा.

बांझपन : Yunani और आयुर्वेदकि चकित्सिा पुरुषों के वीर्य को मजबूत करने के लिए हजारों साल के लिए शहद का उपयोग कयिा गया है . नपुंसक पुरुषों को नयिमति रूप से सोने से पहले शहद के दो चम्मच ले, तो उनकी समस्या का हल हो जाएगा .

चीन , जापान और सुदूर पूर्व के देशों में गर्भ धारण और गर्भाशय को मजबूत करने की जरूरत नहीं है जो महलिाओं को सदयिों से दालचीनी पाउडर लेने के लिए कयिा गया है . गर्भ धारण नहीं कर सकते हैं , जो महलिाओं को शहद का आधा चम्मच में दालचीनी पाउडर की एक चुटकी लेते हैं और यह धीरे धीरे लार के साथ घोला जा सकता है और शरीर में प्रवेश करती है, ताकि दनि भर में अक्सर मसूड़ों पर यह लागू हो सकता है .

मैरीलैंड , संयुक्त राज्य अमेरकिा, में एक जोड़े को 14 साल के लिए बच्चों को नहीं थी और अपने स्वयं के एक बच्चा होने की आशा खो दयिा था . इस प्रक्रयिा के बारे में बताया, पति और पत्नी ऊपर कहा गया है के रूप में शहद और दालचीनी लेने शुरू कर दयिा , कुछ महीनों के बाद गर्भवती हुई और पत्नी पूर्ण अवधि में जुड़वां था .

पेट की ख़राबी : हनी दालचीनी पाउडर इलाज पेट में दर्द के साथ लयिा है और यह भी जड़ से पेट के अल्सर को साफ करता है .
गैस: भारत और जापान में कए गए अध्ययन के अनुसार, यह शहद दालचीनी पाउडर के साथ लयिा जाता है , तो पेट में गैस की राहत मलिी है कि पता चला है.

प्रतरिक्षा प्रणाली: शहद और दालचीनी पाउडर का दैनकि उपयोग प्रतरिक्षा प्रणाली को मजबूत और बैक्टीरयिा और वायरल हमलों से शरीर की रक्षा करता है . वैज्ञानकिों शहद बड़ी मात्रा में वभिन्नि वटिामनि और लौह है कि मलि गया है . शहद का नरिंतर उपयोग बैक्टीरयिा और वायरल रोगों से लड़ने के लिए सफेद रक्त कणों को मजबूत.

अपच : दालचीनी पाउडर भोजन से पहले लयिा शहद के दो बड़े चम्मच पर छड़िका , अम्लता से राहत मलिती है और भोजन की भारी हज़म .

इन्फ्लूएंजा : स्पेन में एक वैज्ञानकि शहद इन्फ्लूएंजा कीटाणुओं को मारता है और फ्लू से रोगी की बचत होती है जो एक प्राकृतकि तत्व होते हैं, जो साबति कर दयिा है .

दीर्घायु: शहद और दालचीनी पाउडर के साथ बनी चाय , ले लयिा जब नयिमति रूप से बुढ़ापे के प्रकोपों को गरिफ्तार कर लेती . शहद के 4 चम्मच, दालचीनी पाउडर का 1 चम्मच और 3 कप पानी ले लो और चाय की तरह बनाने के लिए फोड़ा . 3 से 4 बार एक दनि में 1/4 कप , पयिो . यह ताजा और नरम और गरिफ्तारयिां बुढ़ापे त्वचा रहता है .

जीवन बढ़ता है और यहां तक कि एक 100 वर्ष पुराना है, एक 20year पुराने के कामकाज प्रदर्शन शुरू होता भी फैला होता है .

PIMPLES : शहद के तीन tablespoons और दालचीनी पाउडर का पेस्ट एक चम्मच . सोने से पहले pimples पर इस पेस्ट लागू करें और गर्म पानी के साथ अगली सुबह धो लो. दो सप्ताह के लिए दैनकि से कयिा है, यह जड़ से pimples हटा.

त्वचा संक्रमण : पर बराबर भागों में शहद और दालचीनी पाउडर लगाने
प्रभावति भागों एक्जमिा , दाद और त्वचा संक्रमण के सभी प्रकार के इलाज .

वजन घटाने: दैनकि सुबह में 1/2 घंटे खाली पेट और रात में नाश्ते से पहले सोने से पहले , एक कप पानी में उबला हुआ पेय शहद और दालचीनी पाउडर . नयिमति रूप से लयिा , तो यह भी सबसे मोटे व्यक्ति का वजन कम कर देता है .

इसके अलावा , इस मश्रिण के पीने के लिए नयिमति रूप से व्यक्ति को एक उच्च कैलोरी आहार भोजन कर सकते हैं , भले ही वसा शरीर में जमा करने के लिए अनुमति नहीं है .

कैंसर : जापान और ऑस्ट्रेलयिा में हाल के शोध से पेट और हड्डयिों की उन्नत कैंसर का सफलतापूर्वक इलाज कयिा गया है कि पिता चला है. कैंसर के इन प्रकार से पीड़ति मरीजों को

प्रतदिनि एक महीने के लिए दालचीनी पाउडर का एक चम्मच के साथ 3 बार एक दनि शहद की एक चम्मच लेना चाहिए .
थकान : हाल के अध्ययनों से शहद की चीनी सामग्री बल्कि शिरीर की ताकत के लिए हानकिारक होने की तुलना में अधकि उपयोगी है कि पिता चला है . , बराबर भागों में शहद और दालचीनी बजिली ले और अधकि सतर्क और लचीला कर रहे हैं , जो वरिष्ठि नागरकिों , .

शोध कयिा है , जो डॉ. मल्टिन एक गलिास पानी में ले लयिा है और शरीर की जीवन शक्ति को कम करने के लिए शुरू होता है के बारे में जब 3.00 बजे brushing के बाद और दोपहर में दैनकि लयिा दालचीनी पाउडर के साथ छड़िका एक आधा चम्मच शहद , जीवन शक्ति बढ़ि जाती है कि कहते हैं एक सप्ताह के भीतर शरीर का .

सांसों की बदबू : सुबह में दक्षणि अमेरकिा , पहली बात यह है की लोगों को गर्म पानी में मलिाया एक शहद का चम्मच और दालचीनी पाउडर के साथ कुल्ला . तो उनकी सांस दनि भर में ताजा रहता है .

सुनवाई हानि : दैनकि सुबह और रात शहद और बराबर भागों में ले लयिा दालचीनी पाउडर सुनवाई बहाल .
क्यों शहद और दालचीनी तो कई बीमारयिों के इलाज में बहुत प्रभावी रहे हैं ?

अध्याय 2: क्योंकि

"ऐश सूत्रों पर केवल 3 सप्ताह के बाद डॉक्टर भरा धमनियों के लिए मेरे दिल की सर्जरी को रद्द कर दिया. अब 2 साल के बाद मेरा रक्तचाप सामान्य रहता है और मैं अब उच्च कोलेस्ट्रॉल है. मैं यह क्या जरूरत शरीर को वापस देने के लिए और कैसे सीखा मैं पूरी दुनिया "एफ नेल्सन जानना चाहता हूँ.

उन्नत वैज्ञानिक स्वास्थ्य अपनी वेब साइट (वे तुम्हारे बारे में पता नहीं करना चाहता करते प्राकृतिक इलाज वेबसाइट) के लिए लोगों को आकर्षित करती है तो यही कारण है अब तुम्हें पता है.

ऐश सूत्र अपेक्षाकृत सस्ते और खरीदने के लिए और प्रयोग करने में आसान हैं.

अध्याय 3: दूध

मां का दूध की चकित्सा गुणों

"स्तनपान एक माँ और शिषि्य दोनों के लिए इस तरह के एक अद्भुत फायदा है. यह लंबे समय से दोनों पार्टियों के स्तन के दूध में एंटीबॉडी और पोषक तत्वों से भी लाभ मलिता है स्थापति कयिा गया है. मां उसे कैंसर के वकिास की संभावना है, साथ ही ऑस्टयोिपोरोससि कम कर देता है.

बच्चे भी अपने प्रतरिक्षा बढ़ा देता है और मोटापे के अपने अवसरों को कम करने, एक स्वस्थ खाने की आदत शुरू होता है. वे कर रहे हैं, लेकनि मां के दूध और कुछ homeopaths के कुछ प्रभाव स्तन दूध वभिनि्न उद्देश्यों के लिए इस्तेमाल कयिा जा सकता है कि दावा करते हैं. यहाँ कुछ हैं:

- *नेत्रश्लेष्मलाशोथ / आंसू वाहनिी अनुसार कई प्रकृतवादियों और स्तनपान सलाहकारों के लिए, एक संक्रमति आंख में मां के दूध* squirting *कसिी भी सामयकि, प्रचे एंटीबायोटकि दवाओं हालत को स्पष्ट करने के साथ ही कर सकते हैं संक्रमति.*
- *डायपर जल्दबाज- फरि, मां के दूध की चकित्सा गुणों इस संक्रमण पर काम करने वाले हैं. यह आप को मां के दूध के साथ क्षेत्र, कोट यह साफ है, और फरि यह पूरी तरह से सूखा है के बाद एक बाधा लागू की सफिारशि की है.*
- *गले में खराश/ शीत महलिाओं को अपने पुराने, गैर स्तनपान बच्चों को गले गले को शांत करना और उनकी प्रतरिक्षा प्रणाली को बढ़ावा देने के लिए एक कप में दूध व्यक्त दे दयिा है.*
- *मेकअप पागल हटाने लगता है, लेकनि कुछ के लिए यह द्वारा कसम खाता हूँ. अरे, यह सकता है चोट नहीं कर सका?*
- *मच्छर के काटने- थपका एक खुजली कीट के काटने पर एक छोटे से मां के दूध और कुछ सामयकि दवाओं से स्टेरॉयड राहत के बनिा तत्काल लग रहा है.*

- *के बाहर खारा बूँदें जब भरी हुई नाक भी* Ive *यह कयिा. यह वातशोषक के लए अपने बच्चे के श्लेष्मा को नरम करने के लए इस्तेमाल कयिा जा सकता है.*
- *कान संक्रमण पीड़ादायक कान माना जाता है क मिां के दूध से*soothed *रहे हैं.*
- *नर्स को जब शुरुआत नपिल्स बहुत पीड़ादायक हो सकता है के रूप में गले में नपिल्स, यह अत्यधकि, माना जाता है. पीड़ादायक, फटा नपिल्स पर एक छोटी सी मलाई और समय उपचार की हवा शुष्क गत कि लिए उन्हें इजाजत दी.*

यह संक्रमण पैदा होती है जब एक डॉक्टर से परामर्श करने के लिए हमेशा सबसे अच्छा है, जबक इिनमें से अधकिांश
वकिल्प हानरिहति लगते हैं. वे चकित्सिा समुदाय द्वारा स्वीकार कर रहे हैं क क्यिा एक और बात है, लेकनि कई माताओं परीक्षण और त्रुट सिे (और प्रमुख दवा कंपनयिों के प्रभाव के बनिा) इन गुर सीखा है.
यह मां के दूध को बनाने वाली कोशकिाओं का 80% एंटीबॉडी होते हैं क वैज्ञानकि तथ्य है.

घटकों में से कई अभी तक की खोज अकेले जाने कसिी भी प्रयोगशाला में reproduced हैं. आप एक नर्सगि माँ हैं, तो मन में इन घरेलू उपचार रखें. "

27 फ़रवरी 2006 पर प्रकाशति दीना लॉरेल द्वारा मूल लेख,
ww.selfmed.co.za / full_story.aspx? एनआईडी = 9311

अध्याय 4: तुम्हारी समस्या को हल

यहां की समस्याओं से बचने और समाधान खोजने के लिए एक संभव दृष्टकिोण है:

1. इस समस्या से नपिटने सकता है कि पश्चिमी दवाओं और शल्य चकित्सा के लिए वेब पर देखो.

2. (साइड इफेक्ट पर अध्याय 5 देखें) पश्चिमी दवाओं और इस समस्या से नपिटने सकता है कि सर्जरी के साइड इफेक्ट के लिए वेब पर देखो

3. ऐश सूत्र और भी उनके साइड इफेक्ट के लिए वेब पर देखो

4. (अध्याय 10 देखें) प्राकृतकि पदार्थों की अपनी सूची को देखो

5. आपको लाभ होगा कि पदार्थ के लिए वेब पर खोजें.

अध्याय 5: औषध दवाओं के साइड इफेक्ट्स

पश्चिमी दवाई लेने के लाभों को अच्छी तरह से विज्ञापित कर रहे हैं और वे स्पष्ट रूप से हालांकि दुष्प्रभाव कम अच्छी तरह से जाना जाता है दर्द को समाप्त करने या आदि लक्षण दबाने का प्राथमिक उद्देश्य को प्राप्त करने में बहुत प्रभावी रहे हैं कि कहने के अलावा और यहां आगे कोई टिप्पणी की जरूरत है. यह कानूनी रूप से जरूरी छोड़कर प्रतिकूल प्रभावों के लिए परीक्षण करने के लिए दवा कंपनियों के हित में नहीं है .

पश्चिमी दवाओं के बारे में मानक की पाठ्यपुस्तकों में दिखाया गया है, उदाहरण के लिए , ब्रिटिश राष्ट्रीय फार्मूलरी , सबसे दवाओं संभव दुष्प्रभाव की एक विशाल रेंज है . नीचे के रूप में विख्यात प्रभाव की वास्तविक सीमा ने कहा, की तुलना में कहीं व्यापक है .

निरीक्षण करने के लिए पहली बात यह है कि कई दवाओं के आधार अम्लीय है . एक सबसे खराब स्थिति के रूप में केंद्रीय और स्वायत्त तंत्रिका तंत्र पर सीधे काम जो उदाहरण के लिए antipsychotic दवाओं के प्रभाव पर विचार आदि मांसपेशियों , हड्डी , ऊतक , नसों , पर एसिड डालने का कार्य की संचयी प्रभाव की कल्पना . यहां मुद्दा यह शरीर के सेलुलर संरचना एक अत्यधिक परिष्कृत संवेदनशील प्रणाली है और अम्लीय और क्षारीय दोनों संचय जहां संभव टाला जा सकता है कि है.

हालांकि हर कोशिका अन्य कोशिकाओं के साथ एक तंत्रिका प्रतिक्रिया है , क्योंकि वास्तव में दवाओं , शरीर में हर कोशिका के साथ हस्तक्षेप , को निशाना बनाया. ब्रिटिश राष्ट्रीय फार्मूलरी में कहा गया है संभावित दुष्प्रभावों की रेंज आश्चर्यजनक व्यापक है , लेकिन कमजोर है कि एक शरीर प्रणाली की कोशिकाओं के साथ हस्तक्षेप नहीं है जब पक्ष प्रभाव कभी कभी ही शुरू हो रहा है . व्यक्ति सबसे अधिक प्रभाव झेलने में सक्षम है कि एक स्वस्थ प्रणाली है क्योंकि सभी ने कहा संभावित दुष्प्रभावों , एक बार में ही नहीं उठता है .

हम नोट करना चाहिए कि हर सेल और इसलिए हर शरीर प्रणाली शामिल लेकर है प्यार करने की क्षमता के लिए दृष्टि के लिए बाल विकास से खुफिया करने के लिए . प्रत्येक सेल हस्तक्षेप से क्षतिग्रस्त है : दवा कंपनियों वे अलग शरीर / मानसिक कार्यों के बहुत सारे में बड़े पैमाने पर गिरावट दिखा सकते हैं अन्यथा रूप में इन शरीर के विभिन्न प्रणालियों पर दवा की प्रतिक्रियाओं का परीक्षण नहीं करते .

दूसरे शब्दों में वे कार्यक्षमता और शरीर के अन्य सभी कार्य सुनवाई पर दवा के प्रभाव का परीक्षण नहीं करते . वे केवल रोगियों की समस्याओं की शिकायत करते हैं या नहीं. लेकिन हम में से ज़्यादातर के लिए एक 20 % सुनवाई हानि या तनाव सहिष्णुता का 40% नुकसान है, अकेले एक जीव 4 % घटाने दवा लिया जाता है हर बार नोटिस नहीं होगा . शरीर के कार्यों की यह सामान्य व्यापक और क्रमिक हानि किसी का ध्यान नहीं है और परीक्षण नहीं किया है .

ड्रग्स अब तक माना की तुलना में बहुत अधिक व्यापक प्रभाव है. इन प्रतिकूल और स्थायी रूप से पश्चिमी दवाओं से प्रभावित कर रहे हैं कि मुख्य शरीर कार्य कर रहे हैं :

- थायराइड गतिविधि में वृद्धि
- दृष्टि के नुकसान
- कामेच्छा में कमी
- बिगड़ा बलवान क्षमता से शक्ति की हानि
- बिगड़ा मस्तिष्क कार्यक्षमता से प्रतिक्रिया की गति
- शक्ति की कमी : अन्य प्रभावों
- प्रतिक्रिया की गति की कमी: अन्य प्रभावों
- सुनवाई
- स्वाद
- स्पर्श
- गंध
- सोने की राशि एक खास दिन से उबरने की आवश्यकता
- बुद्धि
- विश्लेषणात्मक क्षमता

- भावनात्मक स्थरिता
- प्यार की क्षमता
- मानसकि स्थरिता
- यौन क्षमता
- भगवान में आस्था
- आत्मवश्विास
- प्रवाह
- पाचन
- रोग से वसूली की गत
- चपलता
- लचीलापन
- रोग प्रतरिधक क्षमता
- लाइफ स्पैन
- दर्द सीमा
- नपुिणता
- समन्वय
- डर
- क्रोध
- तनाव
- कलर वजिन
- अल्पदृष्ट / दूरदृष्ट
- दशिात्मक सुनवाई
- कम आवृत्तयिों की सुनवाई
- उच्च आवृत्त सुनने की क्षमता
- श्वसन

कार्यक्षमता की स्थायी नुकसान पर्याप्त है . ठेठ वरिधी सायकोटकि दवाओं के एक दो सप्ताह के पाठ्यक्रम से औसत नुकसान 30 % है, 5 हफ्तों के बाद यह 35 % तक बढ़ जाता है . अपने जीवन में ऐसी दवाओं के पहले एक सप्ताह के पाठ्यक्रम के लिए

अपने मुख्य शरीर और मन के कार्यों में एक 23 % औसत गरिावट में यह परणािम है. इस पुस्तक के अंतमि अध्याय में कहा गया है , क्योंकि यिह ऐसी दवाओं के प्रभाव प्रतक्रियिा करने के लिए संभव है .
पश्चिमी दवाओं का एक अन्य पहलू Fibromyalgia और लगातार myofascial दर्द की बीमारयिों का कारण उनकी प्रवृत्तिके संबंध में उठता है

अध्याय 6: Fibromyalgia और लगातार myofascial दर्द

Fibromyalgia , या एफएमएस , संयोजी tendons और ligaments के ऊतकों , और भी मांसपेशियों में दर्द होता है. एफएमएस में, साधारण गैर दर्दनाक उत्तेजना परलिक्षति कर रहे हैं और वनिाशकारी प्रभाव के साथ तेज हो गया. एक दर्दनाक शारीरकि घटना है अगर यह खराब हो जाता है . आप थोड़ी सी गंध , ध्वनि, प्रकाश , स्पर्श या कंपन के प्रति संवेदनशील हो सकता है. आप वशिष्टि नविदिा अंक होगा . बड़े लोगों के लिए , सबसे बड़ी समस्या थकान , कोमल ऊतक सूजन और अवसाद हो सकता है. युवा लोगों को व्यायाम के बाद असुवधिा हो, और प्रकाश बुखार मलिता है, ठंड लग रहा है और संवेदनशील त्वचा है . एफएमएस अपने पूरे शरीर को प्रभावति करने के लिए अपने जैव रासायनकि प्रणाली को वकिारों के साथ , एक केंद्रीय तंत्रकि तंत्र वकिार है .

संबंधति (लेकनि एक ही नहीं) वकिारों में शामलि हैं: (भी सीएफएस या Myalgic Encephalomyelitis या मुझे के रूप में जाना जाता CFIDS ,) लगातार थकान इम्यून डेफसिएिंसी सड्रिोम और जीर्ण myofascial दर्द , सीएमपी .

सीएमपी के साथ, आपको लगता है कि चोट वशिष्टि ट्रगिर अंक है . Myofascia मांसपेशियों के ऊतकों के चारों ओर लपिटा पतली लगभग पारदर्शी फलि्म है . Myofascia में एक छोटा सा परविर्तन शरीर के अन्य भागों को काफी तनाव पैदा कर सकता है .

एफएमएस और सीएमपी दोनों के साथ लक्षण घंटे के लिए घंटे बदलती हैं. बहुत सक्रयि हैं एक " चमक " है. ढोंगी और फरि आप हटि तीव्रता का एक भारी प्रकरण : इस उच्च तीव्रता दर्द और दु: ख है . यह सब लेने वाली है. एफएमएस में संवेदी धारणा का एक वकिार है और अपने पूरे शरीर को गर्म अंगारों पर घसीटा एक कच्चा तंत्रकि की तरह है .

एफएमएस और सीएमपी कुछ साल पहले अपेक्षाकृत अनजान थे लेकनि आबादी के बीच उनकी घटना एक घातीय दर से बढ़ रही है. एक अच्छी तरह से प्रचारति नहीं तथ्य

एक साथ मेरे साथ एक ठेठ पश्चिमी देश में पहले से ही 5 % या 10% जनसंख्या अब इन रोगों से ग्रस्त हैं , कि है . वे खाद्य additives , प्रदूषण और पश्चिमी दवा दवाओं के सेवन का एक संचय के कारण होता है . यहां तक कि बीस या तीस साल पहले औसत व्यक्ति इस संचय से थोड़ा नुकसान उठाना पड़ा . आजकल यह कृत्रिम उर्वरकों या भोजन की आपूर्ति करता है और additives (जैविक खाना खाने के लिए प्रवृत्ति का स्वागत किया जा रहा है) के रूप में उदाहरण के लिए प्रदूषण के अधीन नहीं किया गया है कि भोजन खरीदने के लिए या खाने के लिए अक्सर मुश्किल होता है . और बहुत से अधिक लोग आजकल फ्लू या सिर दर्द के लिए ड्रग्स लेने या शायद कॉस्मेटिक सर्जरी आया है .

उत्तेजक कारकों पर्याप्त और अच्छी गुणवत्ता नींद की कमी और चिंता और तनाव में शामिल हैं .

एफएमएस से पीड़ित आबादी का एक बड़ा हिस्सा रहा भविष्य में साथ समाज के लिए मुख्य कठिनाई , मुझे या सीएमपी कोई इलाज नहीं है . बहुत कम एफएमएस और सीएमपी (वास्तव में काम नहीं करते जो कई चीजें बाहर की कोशिश की चिंता और तनाव हालत aggravates) में दर्द को कम करने के लिए किया जा सकता है .

वहाँ एक हर्बल उपाय है लेकिन इस का उपयोग दूर प्राकृतिक भोजन से अपने पूरे आहार स्वचिन शामिल है. पर्यावरण के लिए चल रहे नुकसान के साथ यह इस मार्ग उपलब्ध हो जाएगा कि कितनी देर तक स्पष्ट नहीं है .

वहाँ एफएमएस और सीएमपी पर पुस्तकों की एक बड़ी संख्या में हैं और मैं इनमें से कुछ पर एक नज़र सलाह देते हैं.

अध्याय 7: रक्त खोने का प्रभाव

मेडकिल साइंस में इस बाद में बदल दयिा जाता है , भले ही उसे या उसके खोने (या दे रही है) रक्त की एक व्यक्ति पर अत्यधकि हानकिारक प्रभाव के रूप में अभी तक अनजान है . नम्नि दनिांक को अपने जीवन के दौरान खून की 1 लीटर खो रहा है की एक औसत स्वस्थ व्यक्ति के लिए अनुमानति प्रभाव सूचयिाँ. खो जाने या लयिा जाता है कि अधकि खून , संचयी प्रभाव बदतर . अपने जीवन में रक्त का लगभग 10 लीटर खो करने के बाद अधकि रक्त खोने से आगे की क्षति अपेक्षाकृत छोटा है कि इतना लेकनि , शरीर की कार्यक्षमता में अधकितम नुकसान कर रहे हैं . खून के 10 लीटर खोने से कार्यक्षमता का औसत नुकसान खून की 1 लीटर की हानि के लिए नीचे दी गई तालकिा में दखिाया 6 % के साथ तुलना में 29 % है .
अपने जीवन में 30 लीटर खो औसत 36 % पर की कार्यक्षमता का नुकसान में यह परणिाम है.

- नुकसान , प्रतशित
- थायराइड गतविधि में 12% की वृद्धि
- दृष्टि के नुकसान 10 %
- कामेच्छा में कमी 23 %
- बगिड़ा बलवान क्षमता 40 % से शक्ति की हानि
- बगिड़ा मस्तष्कि की कार्यक्षमता 4 % से प्रतक्रिया की गति
- शक्ति की कमी : अन्य प्रभावों 4 %
- प्रतक्रिया की गति की कमी: अन्य प्रभावों 20 %
- 3 % सुनवाई
- 4 % स्वाद
- 5 % टच

- 4 % सूंघो
- सोने की राशि एक खास दिन से 11 % ठीक करने की आवश्यकता
- बुद्धि 7 %
- विश्लेषणात्मक क्षमता 17 %
- भावनात्मक स्थिरता 3 %
- 2 % प्यार की क्षमता
- मानसिक स्थिरता 4 %
- यौन क्षमता 5 %
- भगवान में आस्था 4 %
- आत्मविश्वास 1 %
- प्रवाह 4 %
- पाचन 6 %
- रोग से वसूली की गति 2 %
- चपलता 11 %
- लचीलापन 1 %
- रोग प्रतिरोधक 4 %
- जीवन अवधि 4 %
- दर्द सीमा 3 %
- निपुणता 4 %
- समन्वय 4 %
- डर 4 %
- क्रोध 7 %
- तनाव 6 %
- कलर विज़न 0 %
- अल्पदृष्टि / दूरदृष्टि 2 %
- 1 % सुनवाई दिशात्मक
- कम आवृत्तियों के 2% सुनवाई
- उच्च आवृत्ति सुनने की क्षमता 4 %

- 1 % श्वास
- औसत 6 %

यह वैज्ञानिक रूप से मैं इस तालिका में उल्लेख है कि प्रतिशत के नुकसान के सभी सबसे लेकिन नहीं परीक्षण करने के लिए आसान जरूर है . जो चिकित्सा शोधकर्ता ऐसा करने के लिए साहस होगा ?

अध्याय 8: एक ईईजी होने का प्रभाव

मस्तिष्क शरीर का सबसे संवेदनशील अंग है. अपनी खोपड़ी के विभिन्न भागों से जुड़ी इलेक्ट्रोड : निम्नलिखित एक ईईजी (electrocephalograph) होने के एक औसत स्वस्थ व्यक्ति के लिए अनुमानित प्रभाव सूचियाँ. आप एक ईईजी वहाँ पहली बार एक आश्चर्यजनक आपके शरीर और मन में प्रदर्शन के (स्थायी) नुकसान है . इसके बाद EEGs खास असर नहीं .

आप एक ईईजी है जब सामान्य परिस्थितियों में बहुत गंभीर होते हैं, क्योंकि एक ईईजी होने का प्रभाव देखा नहीं कर रहे हैं . लेकिन , उस से अधिक, लोगों को अपनी क्षमताओं में भी नाटकीय परिवर्तन की सूचना नहीं है . आप अपने दैनिक गतिविधियों के साथ व्यस्त हैं और आप कल की तरह थे के बारे में भूल जाओ, तुम नहीं कर सकते हैं और यहां तक कि दूर से सही अपनी क्षमताओं उपाय नहीं कर सकते . आप एक पश्चिमी समाज में लाया जाता है क्योंकि आप अपने शरीर के साथ संपर्क में नहीं हैं .

- नुकसान , प्रतिशत
- थायराइड गतिविधि में 36 % की वृद्धि
- दृष्टि के नुकसान पर 40 %
- कामेच्छा में कमी 35 %
- बिगड़ा बलवान क्षमता 2 % से शक्ति की हानि
- बिगड़ा मस्तिष्क की कार्यक्षमता 40 % से प्रतिक्रिया की गति
- शक्ति की कमी : अन्य प्रभावों 1 %
- प्रतिक्रिया की गति की कमी: अन्य प्रभावों 1 %
- 40 % सुनवाई
- 30 % स्वाद
- 40 % टच
- 40 % सूंघो
- सोने की राशि एक खास दिन से 60 % ठीक करने की आवश्यकता

- बुद्धि 40 %
- वश्लेषणात्मक क्षमता 23 %
- भावनात्मक स्थिरता 40 %
- 40 % प्यार की क्षमता
- मानसकि स्थिरता 54 %
- यौन क्षमता 32 %
- भगवान में आस्था 36 %
- आत्मवश्विास से 14 %
- प्रवाह 28 %
- पाचन 20 %
- रोग से वसूली की गति 12 %
- चपलता 6 %
- लचीलापन 20 %
- रोग प्रतिरोधक 15 %
- जीवन अवधि 12 %
- दर्द सीमा 12 %
- निपुणता 24 %
- समन्वय 30 %
- 21 % डर
- क्रोध 24 %
- तनाव 16 %
- रंगीन दृष्टि 2 %
- अल्पदृष्टि / दूरदृष्टि 40 %
- 3 % सुनवाई दिशात्मक
- कम आवृत्तियों के 19% सुनवाई
- उच्च आवृत्ति सुनने की क्षमता 24 %
- 16 % श्वास
- औसतन 25 %

अपनी नींद और बुद्धि नुकसान के बारे में अतिरिक्त टिप्पणी उपयोगी है . आप की जरूरत है सोने की राशि मानसिक प्रयास करने के लिए आंशिक रूप से संबंधित है और आंशिक रूप से शारीरिक प्रयास से संबंधित है. एक सामान्य व्यक्ति दिन के अपने मानसिक गतिविधियों से उबरने के लिए नींद के बारे में 20 मिनट की जरूरत है और यह 60 % की वृद्धि हुई है कि यह है . लेकिन , कुछ लोगों को वे दिन के दौरान गहन मानसिक प्रयास है, एक ईईजी (अप करने के लिए 3 घंटे अधिक) होने का एक परिणाम के रूप में काफी अधिक नींद की आवश्यकता होती है .
शारीरिक प्रयास के संबंध में अतिरिक्त नींद आवश्यकता छोटा है .

बुद्धि के संदर्भ में, बुद्धि की वर्तमान परीक्षण मुख्य रूप से बल्कि बुद्धि से स्मृति का परीक्षण कर रहे हैं . है कि आप पहले ईईजी (अपने खुफिया आईई) अपनी विश्लेषणात्मक क्षमता पर काफी प्रभाव पड़ता है लेकिन बुद्धि पर केवल एक अपेक्षाकृत छोटे (7 अंक) प्रभाव के रूप में आम तौर पर मापा

अध्याय 9: उपाय

यह आप पश्चिमी दवा या जहर है करने के लिए अपनी इच्छा के विरुद्ध मजबूर कर रहे हैं कि हो सकता है . आप इस तरह के हस्तक्षेप होने के प्रभाव प्रतिक्रिया करने के लिए क्या कर सकते हैं ? यहाँ प्रक्रिया है :

तुरंत बाद भगवान के बारे में सोचो या जब भी आप कर सकते हैं .

पहले प्राणायाम (योग साँस लेने के व्यायाम) के 10 मिनट है. इस exhalations पर ध्यान केंद्रित , चिकनी शांत गहरी सांस लेने (Ujjayi कहा जाता है) होना चाहिए . आप नीचे झूठ बोल रही हो जाना चाहिए .

तो बस पार कर अपने पैरों के साथ , बैठते हैं और सीधे सिर और सफेद रोशनी अपने सिर के ताज में प्रवेश करने की कल्पना . अपने पूरे मस्तिष्क उज्ज्वल हो जाना चाहिए . नीचे अपने दिल में देख अपनी आँखों से जब तक आप यह कर सकते के लिए (मस्तिष्क की जा रही प्रकाश की) इस सनसनी रखें . आपका शरीर भी प्रकाश यानी उज्ज्वल हो सकता है. प्रयास मस्तिष्क प्रकाश और उज्ज्वल होने का सनसनी रखने की है . यह प्रकाश भगवान है . अप करने के लिए 20 मिनट के लिए रहते हैं.

अपनी एकाग्रता आती है और fades तो चिंता न करें . भगवान बल्कि सफलता से , प्रयास पुरस्कार.

20 मिनट के लिए , : बाद में (Savasana योग आसन) फिर से अपनी पीठ पर लेट जाओ .

यह प्रक्रिया जब पानी में भंग (निगल) टैबलेट में ले लिया है या कर रहे हैं कि पश्चिमी दवाओं या (कुछ) विष के लिए काम करता है.

यहाँ करने के लिए भेजा जहर कम से कम एक दिन में तुम्हें मार देंगे कि प्रकार या मात्रा में शामिल नहीं हैं. जहर तुम्हें मार देंगे कहां , आप के रूप में सबसे अच्छा तुम कर रहे हैं, और तुम संघर्ष चिंता मत करो अगर (यानी अपने सिर के ताज में प्रवेश श्वेत प्रकाश गवाह) प्रक्रिया का पालन करना चाहिए . जहर अब भी तुम्हें मार देंगे , लेकिन मौत तुम पश्चिमी इलाज है अगर से भी कम दर्दनाक होगा पहले यह कम

दर्दनाक और अवधि होगी - आप जिससे दर्द से बचने के लिए और इस तरह के उपचार के साथ मौत से बचने के लिए, भले ही बाद में एक अवसर पर अपने मृत्यु हो जाएगा अधिक दर्दनाक .

यदि संभव हो तो तरल रूप में ऐसी दवा लेने के पहले आप इसे पानी में और नहीं कुछ और ही में भंग कर दिया गया है कि क्या जांच होनी चाहिए.

तरल नहीं है या के रूप में ज़्यादा प्राणायाम करते हैं , पानी नहीं किया जा सकता है, तो आप (10 मिनट) कर सकते हैं , लेकिन आप प्राणायाम से कुछ के लिए और तुम नहीं तो बैठे और भगवान को देखा होगा जब दोनों के लिए झूठ बोलने के लिए आवश्यकता हो सकती है. बस आप कर सकते हैं सबसे अच्छा है.

यह एक ही प्रक्रिया भी आपके शरीर में इंजेक्ट कर रहे हैं कि अन्य जहर के लिए काम करता है. पदार्थ के प्रभाव न्यूनतम करने के लिए कम कर रहे हैं .

तीन बार से पहले और दिन पर दिन यह अभ्यास करें.

हस्तक्षेप और भगवान के अपने अनुभव के बाद, आप उपाय काम करने के लिए ठीक हो और कम से कम 24 घंटे की आवश्यकता होगी . आप (आप प्रत्येक हस्तक्षेप के लिए भगवान के पांच अनुभव की एक न्यूनतम है कि इतनी आईई) इन 24 घंटों के दौरान प्रक्रिया दोहराने अगर यह बहुत फायदेमंद है .

वहाँ आराम से रहने के लिए की तुलना में अन्य के हस्तक्षेप से पहले या दौरान करने के लिए विशिष्ट कुछ भी नहीं है , है , और हस्तक्षेप के दौरान जितना संभव हो उतना समय के लिए गहरा श्वास छोड़ने होंगे. ज़्यादातर तुम सफेद रोशनी सनसनी है करने के लिए भी परेशान हो जाएगा , लेकिन अगर आप ऐसा करेंगे तो आपको लाभ होगा बजाय हस्तक्षेप से नुकसान हो .

आप यह कोशिश करना चाहते हैं तो , बस पार कर अपने पैरों के साथ बैठकर अपनी आँखें बंद करो और हस्तक्षेप होने वाला है जब आपको बताने के लिए आप (या अपने या उसकी सहायक) को नुकसान पहुँचाने वाले व्यक्ति से पूछो.

बाद में अपनी पीठ (savasansa) पर झूठ.

अध्याय 10: प्राकृतकि पदारथ की सूची

जाहिरि है कई प्राकृतकि पदारथ होते हैं और इसलिए नम्िन केवल मजबूत औषधीय गुण है कि उन लोगों की सूची :

- मधुमक्खी पराग 1
- हरी पत्तेदार सब्जियों 1
- सरसों 1
- जायफल 1
- पीच 1
- अनार 1
- मूली 1
- इमली 1
- चुकंदर / बीट 2
- नींबू 2
- एक प्रकार का फल 2
- पालक 2
- हल्दी 2
- गाय का दूध 3
- जमाया 3
- अदरक 3
- गुड़ 3
- पपीता 3
- करेला 4
- इलायची 4
- prunes 4
- वसंत प्याज 4

- टमाटर 4
- सरिका 4
- जामुन खट्टा 5
- अमरूद 5
- हार्स मूली 5
- काली मर्चि , काला 5
- प्लम खट्टा 5
- कशिमशि 5
- तूर / Thur ढल 5
- दही 5
- बकरी का दूध 6
- हनी कच्चे , 6 संसाधति नहीं
- संतरे मठिाई 6

आप एक बीमारी है , और एक प्राकृतकि उपचार चाहते हैं, तो यह आपको अपनी बीमारी प्राकृतकि उपचार द्वारा मदद की जा सकती है या नहीं, के रूप में संकेत के लिए पर खोज करने की जरूरत सूची है .

अन्य प्राकृतकि उत्पादों में मामूली उपयोगी हो सकता है लेकनि व्यावहारकि उद्देश्यों के लिए अवहेलना की जा सकती है .

पश्चमिी चकित्सा वैज्ञानकिों पीड़ा को समाप्त करने में उपयोगी होना चाहते हैं तो वे ऊपर पदार्थों के गुणों पर शोध शुरू करने की जरूरत है .

एक गंभीर बीमारी के साथ कसिी के लिए, इन 35 पदार्थों पर इंटरनेट की अपनी खोज अक्सर आप मदद कर सकते हैं (एक पदार्थ का केवल एक अधकितम हमेशा वहाँ है) एक पदार्थ की पहचान करने में सक्षम होगा . आप यह कोशशि करते हैं और यह काम नहीं करता है , या आप एक ऐसे पदार्थ नहीं मलि रहा है , तो आप उपरोक्त उत्पादों में से कुछ का उपभोग कर सकते हैं उनमें से एक में मदद मलिेगी कि आशा में (अतरिक्ति खपत जब तक वे बीमार प्रभाव नहीं है) .

प्राकृतकि दवाओं अपने सात ऊर्जा क्षेत्रों की छह पर काम करते हैं. इन दवाओं को संचालति करने के लिए ले कि समय की लंबाई समस्या उत्पन्न हो गई है , जो ऊर्जा

के क्षेत्र में वशि्लेषण और उसके बाद नमि्न तालकिा का उपयोग करके नरि्धारति कयिा जा सकता है:
कार्य समस्या , प्राकृतकि चकित्सा प्रभाव शुरू होने से पहले का समय , दनि;
आगे कोई प्रभाव , महीने वहाँ समय है, जसिके बाद

1 लैंगकि 2 1
2 शारीरकि 5 से 7
3 भावनात्मक 12 3
4 प्यार 24 5
5 मानसकि 48 4
6 आध्यात्मकि 97 144
7 देवी -
उदाहरण के लएि , इस पुस्तक के पीछे करने के लएि भेजा तीन बीमारयिों के संदर्भ में , कैंसर भावनात्मक ऊर्जा क्षेत्र में एक कठनिाई के कारण होता है , गुर्दे की पथरी एक शारीरकि ऊर्जा क्षेत्र में कठनिाइयों के कारण होता है और गर्भाशय में संक्रमण की समस्याओं के कारण होता है कसिी के मन के साथ .
हकीकत में, दवाओं के बजाय लक्षणों से , इन छह ऊर्जा क्षेत्र कठनिाइयों पर काम करते हैं. इस अध्याय की शुरुआत में मेज जो दवा प्रभाव जो ऊर्जा क्षेत्र को इंगति करता है .
एक वशिेष दवा आप के लएि काम करता है या नहीं चाहे अपने कर्म पर नरि्भर करता है , और मैं अपने अन्य पुस्तकों में से कुछ में इस बारे में अधकि चर्चा की.
कभी कभी वटिामनि की खुराक , गोलयिाँ , दवाओं आद (, ज़ाहरि है , whilst पश्चमि जा रहा है जैसा क पहले चर्चा प्रतकि्ल दुष्प्रभावों वाले) 'काम' नहीं है. उनके सक्रयि संघटक दृढ़ता से ऊपर उल्लेख 35 प्राकृतकि पदार्थों में से एक के साथ जुड़ा हुआ है, तो यह केवल मामला होगा .
सभी समस्याओं योग दर्शन , यम (अहसिा , सत्यवादति , गैर चोरी , शुद्धता और गैर संग्रहशीलता) के पांच नैतकि सद्धिांतों में से एक या अधकि के उल्लंघन की वजह से हैं . मैं कहीं और वसि्तार से इस पर चर्चा की. आप का उपयोग एक ' चकित्सा ' उपाय जानवरों पर परीक्षण कयिा गया है , तो आप की संभावना अहसिा के सद्धिांतों

का उल्लंघन किया गया होगा : लगभग हमेशा आधुनिक चिकित्सा जानवरों पर परीक्षण किया है. इस दुष्प्रभाव इतनी गंभीर क्यों कर रहे हैं मुख्य कारणों में से एक है . एक रक्त अर्क के साथ, आप दूसरे इंसान को नुकसान पहुँचाने किया गया होगा , एक ईईजी के साथ , आप अपने आप को नुकसान पहुँचाने किया गया होगा .आप एक दवा की एक अतिरिक्त ले अगर आप गैर संग्रहशीलता के सिद्धांत का उल्लंघन कि जाएगा और इसलिए भी अपने आप को नुकसान कर रही हो जाएगा , एक और उदाहरण लेते हुए .

हकीकत में, प्राकृतिक दवाओं के दो सूची नहीं है.

नियम बुलाया पाँच सिद्धांतों को देख रहा है कि योग का अभ्यास कर रहा है , जो किसी के लिए एक सूची है :

शरीर की और चीजों की सफाई (saucha) , एक, पेय खाती देखता है , लगता है और सुनता है .

संतोष (Santosha) , एक से अधिक आवश्यकताओं को सुरक्षित करने की कार्रवाई के अभाव .

तपस्या (तपस) , शरीर और मन की पवित्रता को विकसित करने की कार्रवाई .

शास्त्रों (svadhyaya) के अध्ययन , कार्रवाई मन की मासूमियत को विकसित करने के लिए .

भगवान (ईश्वर Pranidhana) के हवाले .

इस तरह के एक व्यक्ति को ' बेहतर या बदतर के लिए ' , भगवान पर निर्भर करता है . मैं कहीं और समझा, यह वे खुश मिलने जिसे उन अच्छे लोग बनाने के इरादे से सेट के बारे में जो जीवन में उन लोगों से संबंधित है. वे के लिए खोज और भगवान ढूँढने के अपने जीवन पथ पर प्रगति के रूप में , वे हठ और अनुभवों का एक उचित सेट दिया जाएगा . सभी दवाओं वे पश्चिमी या अन्य उनके जीवन पथ में 'प्राकृतिक' और उनके लिए मददगार रहे हैं कि क्या उपभोग .

अन्य मामलों में , यम की नैतिक सिद्धांतों तोड़ा जा रहा हो की संभावना है . इस व्यक्ति की छह मौलिक ऊर्जा क्षेत्रों में से एक या एक से अधिक में विकारों की ओर जाता है .

प्राकृतिक दवाई उन्हें विशिष्ट लक्षणों पर काबू पाने में मदद कर सकते हैं . पश्चिमी चिकित्सा आम तौर पर उपयोग करते हुए , जानवरों या मनुष्यों पर परीक्षण किया जाता है के बाद से यह अहिंसा के सिद्धांत के आगे उल्लंघनों में व्यक्त शामिल है. प्राकृतिक दवाई व्यक्त हो सकता है मौलिक कठिनाइयों , पश्चिमी दवाई करते यौगिक नहीं है .

अंतर्वस्तु

www.ingramcontent.com/pod-product-compliance
Lightning Source LLC
Chambersburg PA
CBHW031330290526
45784CB00014B/2486

* 9 7 8 1 2 9 1 8 1 2 9 8 5 *